AF458173

DIPHTÉRIE

TRAITEMENT

PAR

La bière joubarbée

« Altissimus creavit de terra medicamenta
« et vir prudens non abhorrebit illa.

« Ad agnitionem hominum virtus illorum et
« dedit hominibus scientiam Altissimus, ho-
« norari in mirabilibus suis. »

(Eccles.)

PAR

Le Dr L. DUVAL
De la Faculté de médecine de Paris

PARIS
TYPOGRAPHIE A. DAVY
52, Rue Madame, 52

1891

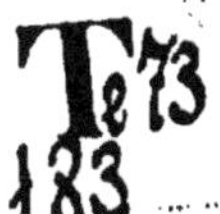

DIPHTÉRIE

TRAITEMENT

PAR

La bière joubarbée

DIPHTÉRIE

TRAITEMENT

PAR

La bière joubarbée

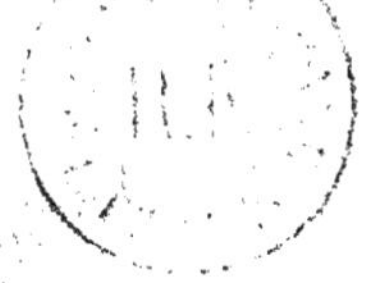

« Altissimus creavit de terra medicamenta
« et vir prudens non abhorrebit illa.
Ad agnitionem hominum virtus illorum et
« dedit hominibus scientiam Altissimus, ho-
« norari in mirabilibus suis. »

(Eccles.)

PAR

LE Dr L. DUVAL
De la Faculté de médecine de Paris

PARIS
TYPOGRAPHIE A. DAVY
52, RUE MADAME, 52

1891

DIPHTÉRIE

La diphtérie (*angine couenneuse maligne, vrai croup*) est une maladie des plus redoutées. On est persuadé, avec raison, que les malades frappés de cette terrible affection n'échappent que rarement à ses atteintes.

Aussi l'opinion publique s'est-elle vivement émue en apprenant que MM. Roux et Yersin, les savants collaborateurs de M. Pasteur, portaient leurs patientes recherches sur la diphtérie.

On s'est pris à espérer que bientôt le vaccin contre la diphtérie serait découvert.

Mais, en attendant l'heureuse issue de ces travaux et alors que la statistique officielle nous apprend que chaque année, à Paris seulement, plus de 1.500 décès sont occasionnés par la diphtérie, sans parler des nombreuses victimes de la province et de l'étranger, je crois qu'il est de mon devoir d'attirer l'attention sur un remède que, depuis trente-sept ans, j'emploie avec succès contre cette redoutable maladie.

Toute diphtérie, qu'elle soit angine couenneuse maligne ou vrai croup, est l'ensemble des quatre états morbides suivants :

1° Une localisation de la maladie, sous la forme d'une inflammation septique, siège des fausses membranes et occupant soit la région de la gorge (angine couenneuse maligne), soit la région du larynx (vrai croup);

2° Un empoisonnement général de toute l'économie;

3° Une hyposthénie septique, autrement dire : une déchéance vitale, une diminution des forces causée par ce même empoisonnement général;

4° Enfin une altération spéciale du sang, altération qui consiste dans une très grande plasticité de ce même fluide.

C'est cet excès de plasticité qui explique la si facile formation des fausses membranes, de l'exsudat plastique.

Ces quatre états morbides imposent d'urgence un traitement local et un traitement général. C'est précisément la médication que je recommande sous un seul mode d'emploi, lequel consiste uniquement à boire une préparation dite : *bière joubarbée*. Cette préparation est en partie régurgitée et en plus grande partie tolérée, absorbée.

L'action locale de cette *bière joubarbée* atteint, détache, réduit en détritus les fausses membranes qui sont expulsées par de simples et faciles régurgitations, (vomissements sans efforts, sans secousses, sans fatigues) et déterge les parties de muqueuse ainsi dénudées de leurs produits morbides.

L'action générale de la *bière joubarbée* anéantit le poison diphtérique; par là même elle rend au sang sa fluidité normale, à l'économie le relèvement complet et le fonctionnement physiologique des forces vitales.

La *bière joubarbée*, à elle seule, remplace les cautérisations, dont l'action toute locale reste insuffisante contre le poison diphtérique.

Les grands vomitifs deviennent inutiles, remplacés qu'ils sont par les régurgitations.

Les nombreuses médications employées contre la diphtérie ont toutes, ou à peu près, le défaut capital d'agir seulement sur les fausses membranes et de rester sans action sur l'empoisonnement, tandis que, je le répète, la *bière joubarbée* atteint le mal dans sa source même en anéantissant le poison spécial de la maladie et ainsi empêche toute répullulation pseudo-membraneuse.

Le principe curatif de la *bière joubarbée*, véritable antidote de la diphtérie, absorbé par la muqueuse stomacale, passe dans le torrent circulatoire où il détruit le poison. Ce même principe curatif, retrouvé par l'analyse dans l'urine des malades, prouve qu'il a été absorbé.

En un mot, devant l'insuffisance trop souvent constatée de la thérapeutique actuelle, j'offre un médicament que trente-sept années d'expériences et de succès m'autorisent à regarder comme le véritable spécifique de la diphtérie.

Ce que j'avance est confirmé par les observations d'un grand nombre de médecins de Paris et de la province.

Je suis heureux de rappeler ici que le Dr Barthe, de vénérée mémoire, présenta le 5 novembre 1872, à l'Académie de médecine, mon premier travail sur le traitement de la diphtérie par la *bière joubarbée* et le recommanda à la sérieuse méditation des praticiens.

I. — Comme traitement unique, local et général de l'angine couenneuse maligne, je fais boire la *bière joubarbée* par verres à bordeaux, un, toutes les quinze minutes.

Un premier litre ainsi employé suffit pour nettoyer la gorge de ses fausses membranes.

Afin d'empêcher toute répullulation diphtérique, il est nécessaire que les convalescents boivent un deuxième litre, mais alors à intervalles plus éloignés, toutes les vingt-cinq à quarante minutes.

Avec cette précaution, l'économie se trouve saturée et je n'ai jamais eu à combattre un retour pseudo-membraneux.

Le traitement est le même pour les adultes et pour les enfants, à partir de 5 ans.

Pour de plus jeunes enfants, le traitement est semblable, seulement avec des doses proportionnées à l'âge : Verres à liqueur, verres à madère.

Le vrai croup, qu'il débute d'emblée ou qu'il soit dû à l'extension des fausses membranes de la gorge au larynx, est absolument identique. Des régurgitations faciles et sans fatigue expulsent des lambeaux, des débris de fausses membranes désagrégés par la seule action générale de la *bière joubarbée.*

II. — L'action thérapeutique de la *bière joubarbée* est multiple et peut se résumer ainsi :

1° En passant par la gorge, elle s'infiltre entre la muqueuse et les fausses membranes ; elle les ramollit, elle détache leurs adhérences, les décolle, les désagrège en lambeaux, en débris nombreux ;

2° Elle expulse ces lambeaux, ces débris par de simples et faciles régurgitations qui n'occasionnent aucune fatigue ;

3° Elle déterge les surfaces muqueuses ainsi dénudées et les modifie de telle sorte qu'une nouvelle fausse membrane ne pullule jamais à la place de celle qui vient d'être expulsée.

4° Si la *bière joubarbée* est en partie régurgitée, elle est en plus grande partie tolérée.

La résine, ce principe essentiellement âcre et seul actif du *sedum acre*, est absorbée par la muqueuse stomacale et passe dans le torrent circulatoire : l'analyse le prouve en constatant dans l'urine des malades la présence de cette résine dont le passage dans le sérum du sang est, par là même, établi comme fait positif.

Dans ces conditions, chaque ondée sanguine pénètre toute l'économie et la rend impropre à la réceptivité, à la conservation du poison microbo-diphtérique.

La source de l'exsudat plastique se trouve tarie en peu d'heures et, ainsi s'éteignent les fausses membranes par l'extinction même de leur élément toxique générateur.

C'est donc à titre de contre-poison de la diphtérie que je recommande la *bière joubarbée*, ce seul remède que je considère comme vraiment efficace, parce qu'il agit tout à la fois et localement, en détruisant les fausses membranes, et généralement en anéantissant le poison diphtérique qui est la source des fausses membranes.

Jusqu'à présent, c'est le seul remède employé qui ait l'avantage de réunir ces deux actions curatives.

Vingt-quatre heures, au plus, et le plus souvent beaucoup moins, suffisent pour nettoyer entièrement la gorge, le larynx, de toute production diphtérique.

Pendant ce traitement, les angineux ne doivent boire aucune boisson autre que la *bière joubarbée.*

Tisanes, bouillon, lait, vin, doivent leur être rigoureusement refusés. Ces diverses boissons leur seraient non seulement *inutiles*, mais *nuisibles*.

Inutiles, par leur action nulle sur la maladie.

Nuisibles, en modifiant, en réduisant l'action curative de la *bière joubarbée*.

Mais aussitôt que les fausses membranes ont disparu, j'ordonne bouillons, potages, soupes, afin de relever les forces et de réduire la convalescence à sa plus simple expression.

III. — A elle seule la bière joubarbée remplace :

1° Les divers dissolvants alcalins qui diluent le sang et diminuent les forces sans le moindre avantage ;

2° Elle remplace les gargarismes, les collutoires dont l'action fatiguante est seulement locale et très peu efficace ;

3° Elle remplace les grands vomitifs qui occasionnent de violentes secousses sans résultats marqués ;

4° Elle remplace les caustiques : nitrate d'argent, perchlorure de fer, etc., trop souvent employés sans succès, toujours douloureux pour les malades et dangereux pour les personnes qui les appliquent.

En résumé, ce qui fait la supériorité de la médication *joubarbée* sur les autres médications, c'est que, je l'ai dit, seule elle agit et localement sur les fausses membranes et généralement sur le sang empoisonné.

Les autres médications se bornent à agir sur les fausses membranes qui ne sont que le produit de la maladie, tandis qu'elles laissent le poison infecter toute l'économie en la rendant apte à de nouvelles répullulations diphtériques plus ou moins multiples.

Mais en thérapeutique, affirmer n'est pas prouver. Pour faire accepter une médication nouvelle, inconnue, toute en dehors des habitudes, des formules classiques d'une époque, il faut présenter cette médication appuyée solidement sur des faits cliniques nombreux, parfaitement observés et surtout marqués au cachet d'un diagnostic absolument certain.

C'est dans ces conditions que je vais rapporter des observations cliniques d'angines couenneuses malignes, recueillies au milieu d'un grand nombre d'affections toutes traitées et guéries par l'emploi seul de la *bière joubarbée*.

Dans ma première observation, je ferai connaître comment je suis arrivé à essayer une préparation joubarbée.

Observation I

« En 1854, je fus mandé rue de Buci, 27, pour donner mes soins à M. Dinspel, alors âgé de 29 ans.

« Je le trouvai atteint d'une angine couenneuse maligne très grave.

« Des fausses membranes couvraient les amygdales, le voile du palais, les piliers et l'arrière-gorge.

« Ce luxe de végétation s'était développé en douze heures. Le col et les glandes sous-maxillaires étaient très tuméfiées; déglutition pénible, respiration très gênée; facies anxieux; 120 pulsations.

« Je débutai par un vomitif au tartre stibié qui détermina seulement quelques vomissements bilieux, sans apporter le moindre soulagement du côté de la gorge.

« Je donnai le bicarbonate de soude en potion; je badigeonnai les parties malades avec un collutoire boraté : je fis employer un gargarisme à l'alun et au chlorate de potasse. Le tout resta sans résultat.

« Dans un cas aussi grave, ces divers moyens étaient bien insuffisants : 4 à 5 fois par jour, je cautérisai la gorge avec un pinceau trempé dans une solution de nitrate d'argent cristallisé.

« Chaque opération causait un véritable déblai des produits morbides. Une amélioration sensible s'ensuivait : la déglutition, la respiration devenaient plus faciles ; mais peu de temps après, les fausses membranes détruites étaient remplacées par de nouvelles.

« Pendant trois jours de ce traitement très douloureux, au milieu d'alternatives incessantes de mieux, de pis, d'espoir, de craintes, de nouvelles fausses membranes envahissaient le larynx; la voix était devenue éteinte avec coïncidence de toux croupale très marquée ; lèvres cyanosées ; murmure vésiculaire très affaibli dans toute l'étendue du thorax.

« L'état général faisait pressentir une terminaison fatale.

« Dans ces tristes conditions, je renonçai aux moyens que j'avais employés jusqu'alors si inutilement et demandai secours au passé.

« On trouve, parfois, dans nos vieux auteurs, de bonnes formules, d'heureuses recettes, aujourd'hui abandonnées.

« Des lectures, des études rétrospectives m'avaient inspiré la pensée d'essayer, comme *anti-diphtérique*, *certaine préparation joubarbée* quand une occasion opportune se présenterait. »

Borrichius, Gunner ont guéri des cas de scorbut avec le *sedum acre* bouilli dans de la bière, dans du vin..... ils tenaient ces gargarismes pour d'excellents topiques qui modifiaient rapidement et favorablement l'état de la bouche, des gencives.

Un médecin suédois, Bulow, se servait de bière, dans laquelle il faisait bouillir du *sedum acre* pour panser les ulcérations, le gonflement des gencives scorbutiques.

Il a obtenu de nombreuses guérisons par ce remède bien simple qu'il employait sous forme de collutoire en y ajoutant du miel rosat.

Loin de moi la pensée que l'on doive considérer le scorbut et l'angine couenneuse comme deux états morbides identiques; mais, s'il est vrai que la bière de Bulow a rendu d'utiles services aux scorbutiques, en réprimant des gonflements fongueux, en détergeant des ulcérations saignantes des gencives, pourquoi ne se montrerait-elle pas efficace aussi dans le traitement de l'angine couenneuse maligne?

Telle fut la question que je me posai et, désireux de tenter l'expérience, je me hâtai de faire préparer une décoction de *sedum acre* frais dans de la bière.

C'était en pleine nuit d'été : j'allai réveiller mon excellent ami, Paul Blondeau, alors pharmacien.

Ce fut, certes, au dévouement empressé qu'il mit à me procurer une préparation nouvelle, que je dus mon premier succès.

Ayant renoncé à tout autre médicament, j'employai uniquement cette décoction.

J'ordonnai à mon malade de se gargariser de 1/2 en 1/2 heure avec un verre ordinaire de cette bière, soit 4 à 5 fois de suite.

Bientôt je pus constater que cette bière détachait, désagrégeait des lambeaux de fausses membranes, mais bien trop lentement pour un cas aussi urgent. De plus, elle occasionnait une fatigue extrême, au delà des forces déjà épuisées du pauvre patient.

Je renonçai donc à ce mode d'emploi et, sans hésiter, je lui fis boire un petit verre à bordeaux de cette même bière qu'il avala avec la plus grande difficulté; une demi-heure après, un deuxième verre fut encore avalé aussi difficilement.

Au bout d'une heure, aussitôt après la déglutition un peu moins pénible du troisième verre, un premier vomissement, survenu *sans efforts*, lança dans la cuvette 5 à 6 lambeaux de fausses membranes, les uns plats, les autres à demi enroulés.

Les verres suivants, avalés avec plus de facilité, déterminèrent de nouveaux vomissements, entraînant avec eux de véritables paquets de fausses membranes, de détritus membraneux en proportions prodigieuses. De nouvelles couennes ne pullulaient plus comme avant; la gorge et l'arrière-gorge furent entièrement nettoyées douze heures après l'institution de cette nouvelle médication.

Alors M. Dinspel avalait facilement, respirait librement; l'aspect du facies était bon; toute tuméfaction ganglionnaire avait disparu; le pouls était descendu à 80 pulsations.

M. Dinspel, en pleine convalescence, réclamait du bouillon; mais il avait été éprouvé par de longues et violentes coliques dues à l'action du *sedum acre*. Cette plante est, en effet, de la classe des poisons irritants et agit sur l'économie comme violent drastique.

Je venais donc de mettre la main sur un médicament d'une action thérapeutique remarquablement active, à laquelle il ne m'était pas permis, cependant, d'accorder une confiance entière, avant d'avoir recueilli de nouvelles preuves de son efficacité.

Il va sans dire combien j'avais hâte de l'expérimenter de nouveau.

Depuis lors, les occasions ne m'ont pas manqué et, je puis l'affirmer, je n'ai cessé jusqu'ici d'être particulièrement heureux dans toutes mes expériences.

Quoi qu'il en soit, il m'était absolument impossible de continuer l'emploi de cette première *bière joubarbée* : trouble, épaisse, à odeur aigre, à saveur piquante, poivrée, fort désagréable, ne demandant pas moins de quatre heures de préparation, d'une conservation peu facile et ayant le grave inconvénient de causer aux malades de violentes coliques.

Après de sérieuses recherches, après des essais multiples, je pus arriver à composer, à formuler une *bière joubarbée* parfaitement titrée, très limpide, d'un goût peu altéré de bière fraiche, d'une conservation facile et assurée pendant bien longtemps et enfin ayant le très précieux avantage de ne jamais causer la plus légère colique.

Telle est la préparation anti-diphtérique que j'emploie depuis des années et toujours avec le même succès dans des cas très graves et sûrement diagnostiqués.

Observation II

Angine couenneuse maligne croupale très grave. — Insuffisance des cautérisations : succès de la bière joubarbée seule.

« En 1885, j'eus à soigner un enfant de 7 ans, atteint d'une angine couenneuse maligne croupale des plus graves.

« *Symptômes.* — Engorgement énorme du col et des

glandes sous-maxillaires ; tonsilles très tuméfiées, contiguës, recouvertes de larges et épaisses fausses membranes, se prolongeant sur le voile du palais, sur les piliers et gagnant l'arrière-gorge.

« Voix très altérée, toux croupale très accentuée, déglutition difficile, respiration très gênée, diminution sensible du murmure vésiculaire dans toute l'étendue du thorax, facies vultueux, peau plombée, 130 pulsations.

« L'affection que je portais à cet enfant ne me permit pas d'assumer sur moi seul toute la responsabilité d'une situation aussi grave : je priai donc un de nos plus honorable confrères, M. le Dr Clerc, médecin de la famille, avant que j'en fusse devenu membre, de bien vouloir m'assister de son expérience.

« Il trouva, lui aussi, le cas si dangereux, qu'il me proposa d'appeler notre cher et vénéré maître, M. le Dr H. Roger, qui, à son tour, diagnostiqua une angine couenneuse maligne croupale très grave.

« Les cautérisations au nitrate d'argent cristallisé furent ordonnées : je dus les pratiquer quatre fois par vingt-quatre heures.

« Je n'oublierai jamais les souffrances de ce pauvre petit malade, les angoisses de la famille désolée.

« Après trois jours de cette pénible médication, la maladie en était toujours au même point de gravité. Les fausses membranes enlevées, répullulaient à vue d'œil ; les lambeaux détruits par la dernière cautérisation étaient au bout de quelques heures, remplacés par de nouvelles fausses membranes.

« Les forces du malheureux enfant diminuaient très sensiblement et faisaient appréhender une fatale terminaison.

« Il me sembla plus que temps d'abandonner les cautérisations : je pris sur moi de les remplacer par la *bière joubarbée* qui, dès lors, fut seule employée par verres à bordeaux de quinze en quinze minutes.

« Après les cinq premiers verres avalés très difficilement, un abondant vomissement *sans efforts*, entraîna dans la cuvette plusieurs lambeaux de fausses membranes et de nombreux débris membraneux.

« Les verres suivants furent avalés de plus en plus aisément et suivis de faciles régurgitations toujours chargées de lambeaux, de nombreux détritus diphtériques.

« Aucune apparence de répullulation : la déglutition et la respiration s'amélioraient très sensiblement.

« Bref, quinze heures après le début de cette nouvelle médication, la gorge était entièrement nettoyée, mais très rouge. Le cher enfant entrait franchement en convalescence.

« Deux litres de *bière joubarbée seuls* avaient obtenu ce résultat inespéré. »

Observation III

Angine couenneuse croupale très grave, péril imminent, guérison en moins de douze heures par l'emploi seul de la bière joubarbée.

« Mlle X..., 22 ans, est très lymphatique.

« Le 10 avril 1870, à huit heures du matin, elle éprouve une véritable sensation de strangulation.

« Gonflement considérable des glandes sous-maxillaires et du col, isthme du gosier et arrière-gorge entièrement tapissés de fausses membranes, voix éteinte, toux croupale, respiration très difficile, déglutition très pénible, facies anxieux, vultueux, lèvres violacées, 120 pulsations.

« Depuis deux jours seulement, courbature, souffrance légère de la gorge.

« Subitement, le 10 au matin, le péril devient imminent.

« Sans retard, un litre de *bière joubarbée* est ordonné, à prendre par verres à bordeaux, toutes les quinze minutes.

« Il est dix heures un quart, le premier verre est, en partie, avalé ; le reste revient par les fosses nasales.

« A onze heures un quart, après le cinquième verre bu en entier et un peu moins difficilement survient un premier vomissement abondant, *sans efforts*, qui amène plusieurs lambeaux de fausses membranes et de nombreux détritus.

Immédiatement la déglutition redevient plus facile, la malade respire presque normalement ; le facies est bon et la voix claire ; l'amélioration est sensible.

La gorge, en effet, ne présente plus alors que quelques points blancs et non adhérents.

L'usage de la bière est continué et trois à quatre régurgitations achèvent d'entrainer les produits morbides.

A 9 heures du soir, tout est terminé : la convalescence est déclarée.

Il ne reste plus dans la gorge qu'une forte rougeur, comme toujours. Conclusion : angine couenneuse croupale très grave, guérie en onze heures par l'emploi seul de la *bière joubarbée*.

Observation IV

Démontrant la nécessité d'un deuxième litre de bière joubarbée pour éviter toute répullulation diphtérique.

« Mlle X... a 39 ans; elle est très lymphatique; pendant quatre jours, elle est courbaturée, souffre de la tête, de la gorge; elle avale difficilement.

« Elle garde d'elle-même la chambre, boit de la tisane de feuilles de ronces, se purge, fait diète.

« Le mal progresse malgré ses soins.

« Le 12 mai 1872, elle me fait appeler : elle est alors très souffrante : ouverture de la bouche très difficile; tonsilles très grosses, contiguës et recouvertes de plaques blanches qui s'étendent sur le voile du palais et ses piliers; l'arrière-gorge est également tapissée de fausses membranes très apparentes.

« Col très tuméfié; glandes sous-maxillaires grosses comme des œufs de poule. Déglutition très difficile; respiration très gênée ; voix très altérée ; facies vultueux; céphalalgie intense ; pouls à 120 pulsations.

« Urgence : immédiatement je fais préparer un litre de *bière joubarbée* qui sera pris par verres à bordeaux, un toutes les quinze minutes.

« Mlle X... boit son premier verre à 11 h. 1/2 du matin avec la plus grande difficulté.

« A 1 heure, premier et abondant vomissement, *sans efforts*, donnant lieu à l'expulsion de cinq à six lambeaux membraneux.

« Continuation du même traitement : à 5 heures du soir et dans la soirée, deux autres vomissements avec une quarantaine de lambeaux membraneux de 0,01 à 0,02 centimètres et de détritus sans nombre.

« A 10 heures du soir, la bouche s'entr'ouvre largement; la gorge, très rouge, est entièrement nettoyée; la diminution du col et des glandes sous-maxillaires est très sensible; le pouls a baissé à 80 pulsations. Très heureuse, Mlle X... s'écrie qu'elle se sent guérie : un bol de bouillon est avalé très facilement.

« La respiration est libre; la voix claire, naturelle.

« La nuit est favorisée par un excellent sommeil réparateur.

« Dans l'exposé de mon traitement, j'ai fait observer que malgré l'entrée en convalescence, il était prudent de faire boire un deuxième litre de *bière joubarbée* à titre de moyen préservatif contre toute répullulation diphtérique; il faut que l'économie tout entière soit saturée du principe curatif du *sedum acre*.

« Cette fois, par une exception malheureuse, j'eus le tort de négliger cette précaution.

« Il s'ensuivit que le 15, au soir, la voix redevint enrouée et la déglutition difficile. Le 16, au matin, l'examen de la gorge dévoila des fausses membranes.

« Reprise de mon traitement : un nouveau litre de *bière joubarbée* est ordonné par verres à bordeaux, un, toutes les quinze minutes.

« Les deux premiers sont avalés difficilement; le troisième et le quatrième plus aisément, le cinquième est suivi d'un vomissement *facile, sans efforts*, qui détermine le rejet de plusieurs lambeaux membraneux.

« La voix est plus claire, la respiration plus libre; la déglutition presque normale. A 4 heures, un dernier vomissement *sans fatigue, sans secousses*, entraîne une véritable avalanche de débris de fausses membranes, de détritus au milieu desquels on remarque un énorme champignon du diamètre d'une pièce de 5 francs.

« Aussitôt Mlle X... avale très facilement ; elle peut ouvrir la bouche comme en santé.

« Quoique la guérison semble désormais assurée, la convalescente réclame d'elle-même un nouveau litre de *bière joubarbée*.

« Il s'agissait encore ici d'une angine couenneuse maligne croupale très grave et guérie par l'emploi seul de la *bière joubarbée*. »

Observation V

Angine couenneuse maligne croupale très grave traitée par l'emploi seul de la bière joubarbée. Pas de vomissements, par exception, guérison néanmoins.

« J'ai avancé que la *bière joubarbée* est toujours vomitive, régurgitative.

« Quoi qu'il en soit, j'ai rencontré trois malades qui ont fait exception à la règle : la guérison n'en a pas moins été rapide et radicale.

« En voici un exemple très frappant :

« Le 2 avril 1881, à 8 heures du matin, je fus appelé près de l'enfant X... âgé de 7 ans et d'une apparence très délicate.

« A ma première visite, développement considérable de fausses membranes sur le voile du palais, les tonsilles et toute l'arrière-gorge.

« Angine couenneuse très grave confirmée.

« Traitement : *bière joubarbée* un litre à boire par verres à bordeaux, un, toutes les quinze minutes.

« De 9 heures du matin à 6 heures du soir, le premier litre est bu et n'a occasionné aucun vomissement, aucune régurgitation.

« L'état du jeune malade s'est aggravé : aucune expulsion des fausses membranes qui sont d'une abondance exceptionnelle.

« Voix éteinte ; gêne très accentuée de la respiration ; diminution très marquée du murmure vésiculaire dans toute l'étendue du thorax ; toux croupale très caractéristique ; gonflement énorme du col et des ganglions sous-maxillaires ; 130 pulsations.

« L'état semble si désespéré qu'une consultation est demandée par les parents et a pour conséquence le transport immédiat du petit malade à l'hôpital de l'Enfant Jésus, en prévision de la trachéotomie proposée par le médecin consultant.

« A son entrée à l'hôpital, ce jeune malade était tellement affaissé et semblait si près de sa fin, que l'on jugea à propos de ne pas lui faire l'opération de la trachéotomie et de ne le soumettre à aucune médication.

« Le lendemain matin, quand la mère se présenta à l'hôpital, on lui apprit qu'un changement inespéré s'était opéré et que son enfant était hors de danger.

« Cette amélioration devint une parfaite guérison, comme je pus le constater plusieurs jours après.

« Que s'était-il donc passé ? La *bière joubarbée* n'ayant occasionné aucune régurgitation, avait été absorbée en entier ; elle avait saturé toute l'économie et, par là même, anéanti le poison diphtérique. Cette observation est la première dans laquelle la *bière joubarbée* n'a pas exercé son action vomitive ; malgré ce manque de vomissements, de régurgitations, la vertu curative de la *bière joubarbée* n'en fut pas moins positive.

« Donc, la *bière joubarbée* a guéri, par *sa seule efficacité*, un cas très gravé d'angine couenneuse maligne et croupale. »

Observation VI

Angine couenneuse maligne croupale, cas urgent, trachéotomie proposée et remplacée par l'emploi seul de la bière joubarbée.

« Le 3 août 1885, je fus appelé à 8 heures du soir, près de l'enfant X..., déclarée par son médecin à toute extrémité.

« Je trouvai, en effet, la jeune malade de six ans, dans un état des plus graves.

Tuméfaction volumineuse du col et des ganglions sous-maxillaires ; fausses membranes sur les tonsilles très grosses, contiguës, sur le voile du palais et ses piliers.

« Déglutition à peu près impossible ; respiration très anxieuse, voix éteinte ; toux croupale très accentuée ; murmure vésiculaire très diminué dans tout l'étendue du thorax ; facies vultueux ; lèvres violacées ; peau plombée. 120 pulsations.

« Les vomitifs ordinaires : ipéca, tartre stibié, avaient déterminé des vomissements bilieux et expulsé seulement quelques rares lambeaux de fausses membranes.

« Des badigeonnages au jus de citron avaient bien détaché des parcelles de fausses membranes, mais elles avaient été remplacées bientôt par de nouvelles.

« Les collutoires au borax, au chlorate de potasse, à l'alun avaient été employés sans le moindre avantage depuis le début de la maladie qui datait de quatre jours.

« La répullulation diphtérique se reproduisait sans cesse, si bien que, avant mon arrivée, l'opération de la trachéotomie avait été proposée, comme moyen suprême.

« La trachéotomie ne fut pas pratiquée, tous les moyens précédents furent abandonnés et remplacés par l'emploi unique de la *bière joubarbée*, par verres à bordeaux, de quinze en quinze minutes.

« A 10 heures du soir, la petite malade commença à boire son premier verre; mais la déglutition était alors affaire si difficile, qu'une partie du liquide revint par les fosses nasales ; le deuxième verre eut à peu près le même sort.

« Enfin, au bout de trois quarts d'heure, le troisième verre fut avalé en entier, mais très difficilement. Quelques instants après, un premier vomissement *sans efforts* lança dans la cuvette un flot de liquide chargé de lambeaux, de débris de fausses membranes ; la gorge se déblayait.

« A partir de ce moment, les verres suivants furent avalés plus facilement.

« La respiration redevint de plus en plus libre ; le facies bien meilleur.

« A ma visite du lendemain, 4, après 10 heures de ce nouveau traitement, le premier litre de *bière joubarbée* était absorbé.

« La gorge était d'un rouge vif, mais sans la moindre tache blanche, 90 pulsations.

« Réduction de l'engorgement du col et des ganglions

sous-maxillaires ; la bouche s'entr'ouvrait facilement ; les tonsilles étaient d'un volume presque normal.

« Pour empêcher toute répullulation diphtérique, j'ordonnai, comme mon expérience m'a appris qu'on doit toujours le faire, un deuxième litre de *bière joubarbée* qui fut absorbé dans la journée : toléré, il n'occasionna aucun vomissement.

« C'était la pleine convalescence. »

Observation VII

Guérison très rapide d'une angine couenneuse croupale très grave, par l'emploi seul de la bière joubarbée.

« Le 19 mars 1886, je fus appelé en toute hâte près de M. X..., que l'on disait être au plus mal.

« 18 ans ; très lymphatique. Il souffrait un peu de la gorge depuis trois jours, ne se soignait pas et vaquait à ses occupations.

« Mais pendant une nuit, le mal a progressé rapidement et le 19, à ma première visite de midi, je trouvai le malade dans un état très sérieux.

« Il peut à peine entr'ouvrir la bouche ; il ne peut se faire comprendre ; avaler la salive lui est presque impossible ; la respiration est extrêmement gênée, très anxieuse ; le murmure vésiculaire est très diminué dans toute l'étendue du thorax ; voix éteinte ; toux croupale très accentuée ; la face est vultueuse ; les lèvres sont très violacées ; il étouffe.

« Le col est énorme ; les ganglions sous-maxillaires sont douloureux à la pression et gros comme des œufs de poule.

« C'est avec la plus grande difficulté que je parviens, au moyen d'un abaisse-langue, à examiner la gorge.

« Les tonsilles sont énormes, contiguës, la gorge et l'arrière-gorge sont tapissées entièrement d'une large et épaisse couche pseudo-membraneuse ; 130 pulsations ; peau plombée ; le danger est imminent ; il n'y a pas une minute à perdre.

« J'ordonne un litre de *bière joubarbée* à boire par verres à bordeaux, un, toutes les quinze minutes.

« A 1 heure, le premier verre est employé seulement en bain local ; la plus petite gorgée n'aurait pu être avalée ; à 1 heure 1/4 le deuxième verre est rendu en entier par les fosses nasales ; à 1 heure 1/2, une gorgée du troisième verre a pu être avalée avec la plus grande difficulté.

« Le quatrième, le cinquième et le sixième verre ont le même sort.

« Enfin le septième et le huitième verre sont avalés en entier, mais très difficilement.

« A 3 heures, après le neuvième verre un peu mieux avalé, M. X..., vomit, régurgite, pour la première fois, *sans efforts* : il rend un flot de bière troublée de détritus si abondants, qu'on pouvait les enlever à la cuiller.

« Dans cette espèce de lie, nageaient plusieurs lambeaux membraneux, les uns plats, les autres enroulés.

« Dès lors, les verres suivants sont avalés avec facilité, à 6 heures du soir, le litre est absorbé. M. X..., a cinq à six fois régurgité en rendant toujours des lambeaux et de nombreux débris membraneux.

« M. X.... ressent une amélioration très sensible : il ouvre bien la bouche ; il parle et respire avec facilité ; le murmure vésiculaire est normal dans toute l'étendue du thorax ; le facies est bon ; le pouls est à 80 pulsations.

Le col et les ganglions sous-maxillaires sont très diminués de leur volume anormal ; la gorge est d'un rouge très vif, mais sans le moindre point blanc.

« M. X..., se sent renaître ; il avale facilement son premier bol de bouillon.

« Voilà une gorge entièrement garnie de fausses membranes, qui a été nettoyée seulement en cinq heures, par l'emploi seul de la *bière joubarbée* : je recommande l'emploi d'un deuxième litre à titre de précaution anti-diphtérique, le second litre est bu du soir au lendemain midi, sans avoir occasionné la moindre régurgitation ; tolérance entière : saturation de toute l'économie par la résine du *sedum acre*, guérison radicale. ».

Observation VIII

Angine couenneuse croupale très grave traitée et guérie en huit heures par l'emploi seul de la bière joubarbée.

« Le 21 mars 1886, je fus appelé à 1 heure de l'après-midi, rue Bonaparte 76, près de l'enfant X..., âgée de 3 ans et malade depuis la veille au soir.

« Symptômes à ma première visite :

« Engorgement très marqué des ganglions sous-maxillaires ; tuméfaction de la luette et des tonsilles recouvertes de plaques diphtériques. Respiration anxieuse très haletante ; toux croupale ; voix éteinte ; murmure vésiculaire très affaibli dans toute l'étendue du thorax ; face bouffie ; lèvres violacées ; pouls petit, faible, irrégulier, à 130 pulsations.

« La petite malade est indemne de toute médication : j'institue sans retard la *médication joubarbée*.

« A 2 heures elle avale difficilement, mais elle avale son premier verre à madère de *bière joubarbée* : quinze minutes après, le deuxième verre est avalé un peu moins difficilement et à 2 h. 1/2 le troisième verre est bientôt régurgité presque *sans efforts*. Un flot de liquide entraîne dans la cuvette des lambeaux, des débris de fausses membranes.

« Le traitement est continué régulièrement toutes les quinze minutes : le quatrième et le cinquième verre sont aussi régurgités *sans efforts*, *sans fatigue* et entraînent encore de nouveaux lambeaux, de nouveaux débris membraneux.

« Parmi ces lambeaux, quelques-uns sont comme enroulés, à forme demi-tubulaire : je n'hésite pas à croire que ces derniers ont été expulsés du larynx.

« Cinq heures après le début de cette médication, à partir de 7 heures, l'enfant ne vomit plus, la tolérance s'établit et l'amélioration s'accentue. Toute trace de plaque diphtéritique a disparu de la gorge qui reste très rouge. Plus de toux croupale : voix presque naturelle, bon aspect du facies; respiration libre; pouls régulier à 90 pulsations. Dans la soirée, la guérison est confirmée après huit heures de traitement, par l'emploi seul de *bière joubarbée*.

« Par prudence un deuxième litre est ordonné et est entièrement toléré ».

OBSERVATION IX

Angine couenneuse maligne croupale guérie radicalement par l'emploi seul de la bière joubarbée, dans l'espace de cinq heures.

« Le 12 mai 1887, je vois pour la première fois l'enfant X..., âgée de 5 ans.

« Elle était, paraît-il, malade depuis huit jours, d'une angine diphtéritique pour laquelle on avait employé le jus de citron, les collutoires au chlorate de potasse, la résorcine avec insuccès, puisque c'était toujours à recommencer, afin de détruire les fausses membranes qui répullulaient sans cesse.

« La petite malade, sans appétit, refusait tout bouillon, tout potage : elle s'affaiblissait à vue d'œil.

« A ma première visite de 11 heures du matin, la gorge est toute blanche par les plaques qui recouvrent les tonsilles, le voile du palais et ses piliers ; la déglutition est très gênée et cause de la douleur dans les oreilles.

« Le col est tuméfié ; les ganglions sous-maxillaires sont douloureux et très engorgés ; pouls à 110 pulsations.

« Les médications précédentes sont mises de côté et remplacées par l'emploi unique de la *bière joubarbée* qui sera prise par verres à bordeaux, toutes les quinze minutes.

« A 1 heure, ma petite malade boit son premier verre avec difficulté ; à 2 heures, après le cinquième verre, un premier et abondant vomissement *sans efforts* rejette dans la cuvette des lambeaux, des débris membraneux sans nombre.

« Le traitement est continué, à 6 heures le dernier verre du premier litre est avalé : 5 à 6 régurgitations faciles ont eu lieu, chargées de détritus et de lambeaux dont l'un, entre autres, avait le diamètre et l'épaisseur d'une pièce de 5 francs.

« La gorge reste rouge mais nettoyée de tout point blanc ; la déglutition est facile ; le pouls est descendu à 80 pulsations.

« La première tasse de bouillon est bue facilement.

« Par précaution, un deuxième litre de *bière joubarbée* est ordonné et bu dans la soirée et le lendemain : tolérance complète : il n'a occasionné aucune régurgitation.

« L'angine couenneuse a été guérie radicalement en six heures.

« Nouvelle preuve de la trop fréquente insuffisance du jus de citron, du chlorate de potasse, de la résorcine, etc. ».

⁂

A ces quelques observations, il me serait facile d'en ajouter beaucoup d'autres, toutes prouvant de la manière la plus positive, l'efficacité anti-diphtérique de la *bière joubarbée* ; mais ce serait dire et redire sous des formes peu variées les mêmes détails concluant toujours à la même vérité, à savoir que la *bière joubarbée* employée seule guérit radicalement en peu d'heures l'angine couenneuse maligne seule ou compliquée de croup par extension.

Toutes les complications croupales de mes angines couenneuses malignes traitées par l'emploi de la *bière joubarbée* ont été guéries.

Or les fausses membranes de la gorge et du larynx sont de nature identique et proviennent de la même source.

La même médication doit donc pouvoir éteindre les fausses membranes du croup d'emblée, comme celles du croup par extension : des faits cliniques très nombreux le prouvent.

A titre de confirmation, voici des observations, des faits cliniques qui m'ont été communiqués par d'honorables confrères de Paris et de la province : ils font parfaitement ressortir les excellents effets anti-diphtériques de la bière joubarbée.

L'honorable Dr Bonne, de Paris, a traité et guéri par la médication joubarbée, un enfant de six ans atteint d'un croup d'emblée très grave.

Les vomitifs ordinaires, les collutoires au borax et au chlorate de potasse, n'avaient produit aucune amélioration; le mal progressait, les fausses membranes détachées des tonsilles répullulaient sans fin.

Les accès de suffocation devenaient de plus en plus prononcés :

Voix éteinte, toux croupale; facies vultueux; lèvres violacées, tel était le triste état du jeune malade.

M. le Dr Bonne m'a déclaré avec la plus profonde conviction, qu'il considérait l'enfant comme perdu.

Ce fut dans ces déplorables conditions que la *bière joubarbée* manifesta son action curative.

M. le Dr Bonne a vu avec quelle aisance l'enfant vomissait *sans efforts, sans abattement* : il a constaté aussi, qu'à partir de ce moment, il n'y eut plus de répullulations membraneuses, les tonsilles restant rouges et dépouillées de tout exsudat plastique.

Dans le liquide des régurgitations, il a découvert au milieu de détritus nombreux, plusieurs lambeaux membraneux, comme enroulés, à forme demi-tubulaire qui, pour lui, provenaient certainement du larynx.

Deux litres de *bière joubarbée* pris par verres à bordeaux, de demi-heure en demi-heure, ont assuré la guérison de ce cas désespéré.

L'honorable Dr Linarix, de Paris, a employé plusieurs fois la *bière joubarbée* et toujours avec un succès complet : il m'a assuré avoir en cette préparation une confiance entière.

Pour ne citer ici qu'un seul de ses faits cliniques : une enfant de 10 ans est gravement atteinte d'une angine couenneuse croupale des mieux caractérisées : fausses membranes sur les tonsilles et le voile du palais ; engorgement énorme des ganglions sous-maxillaires ; tuméfaction énorme de chaque côté du col ; déglutition très gênée ; voix éteinte, toux croupale très accentuée ; accès fréquents de suffocation ; peau plombée ; anxiété extrême.

Toute médication ayant été sans résultat, M. le Dr Linarix et le confrère qui l'accompagnait déclarèrent avec une profonde conviction que la jeune malade était sans ressources.

C'est alors que M. le Dr Linarix se décida à employer la *bière joubarbée* qu'il ne connaissait que de nom. Après quelques heures de cette nouvelle médication, expulsion des fausses membranes, plus de répullulations membraneuses ; retour de la voix normale ; plus de toux croupale ; facies naturel.

Des flots de régurgitations passant par les fosses nasales, avaient détaché, expulsé de nombreuses fausses membranes qui les encombraient Pleine convalescence en douze heures.

***

A Asnières, près Paris, l'honorable Dr Darcy a obtenu par l'emploi de la *bière joubarbée* la guérison de 3 cas très graves d'angines diphtériques malignes et très croupales.

Il s'agissait dans le premier cas, d'un enfant chez lequel toute médication avait échoué : grands vomitifs, badigeonnages au jus de citron ; collutoires au chlorate de potasse ; granules au sulfure de calcium.

Les fausses membranes enlevées par les badigeonnages, sans cesse répullulaient : les forces du petit malade s'épuisaient ; son état devenait très alarmant.

M. le Dr Darcy ordonna la *bière joubarbée* et son premier essai fut suivi d'un plein succès.

Il eut le bonheur, le lendemain, de voir le petit condamné rendu à la santé, après avoir régurgité facilement des flots de *bière joubarbée* chargés de détritus membraneux sans nombre.

***

Que dirai-je de l'infortuné et regretté Dr Vaseilles, jeune praticien d'Issy, victime de son dévouement professionnel.

Je sais qu'il a employé plusieurs fois et avec succès la *bière joubarbée*, il la tenait pour un excellent anti-diphtérique. Mais la mort ne lui a pas laissé le temps de me communiquer ses observations.

***

Les honorables docteurs Claudel, médecin du Sénat,

Chauvin, de Paris, Johannet, de Chelles (Seine-et-Marne) ont obtenu, par l'emploi de la *bière joubarbée* tenté en dernière ressource, des guérisons contre toute espérance.

∴

Les observations suivantes m'ont été communiquées par l'honorable Dr L. Porquet, de Vire (Calvados).

Les voici en substance, telles que je les relève presque textuellement dans les lettres qui m'ont été adressées par cet excellent confrère.

Observation I (7 mai 1884).

« Femme de 23 ans, fortement atteinte, répullulations des fausses membranes, à la suite de chaque cautérisation, narines envahies.

« C'est en ces graves conditions, que la *bière joubarbée* a été administrée.

« A partir de ce moment, disparition sans retour des fausses membranes.

Observation II (2 juillet 1884).

« Jeune fille de 12 ans se plaignant de la gorge. Un point blanc sur la tonsille droite ; fièvre intense.

« Gargarisme au chlorate de potasse : le soir, plus de point blanc, seulement persistance de la rougeur de la gorge et de la fièvre.

« Le lendemain, grandes plaques couenneuses sur les amygdales, le voile du palais et ses piliers.

« Un litre de *bière joubarbée* à prendre un quart de verre, toutes les demi-heures.

« La malade vomit après chaque dose et même quelquefois en se gargarisant.

« Deux heures et demie après l'institution de ce traitement, toutes les fausses membranes ont disparu.

« Des lambeaux de la grandeur d'une pièce de 5 francs nagent dans la cuvette. Le lendemain, mieux très sensible. Les parents emmènent leur fille à la campagne, pour accélérer la convalescence.

Ainsi, le gargarisme au chlorate de potasse avait bien détruit les fausses membranes, mais d'autres avaient pullulé en grand nombre.

« Après l'emploi de la bière joubarbée, il n'y a plus eu de répullulations, et la guérison a été rapidement radicale. »

Observation III (26 juin 1884).

« Enfant de 3 ans.

Couennes sur les amygdales ; un peu de toux croupale ; quelques ganglions cervicaux engorgés.

« En présence du croup, n'osant recourir à la *bière joubarbée*, administration d'un collutoire au chlorate de potasse et au borate de soude, ipéca, tisane d'orge.

« Le 27. État stationnaire ; l'enfant étant sans amélioration, les parents inquiets désirèrent une consultation avec un autre médecin. Mais avant, le petit malade avala, en une heure, un grand verre de bière joubarbée.

« La trachéotomie fut décidée pour l'après-midi ; mais, à ce moment, la *bière joubarbée* ayant fait son œuvre, grâce à elle, l'opération fut jugée inutile.

« Encore un verre de *bière joubarbée*, dans la soirée, plus de toux ; alimentation tonique, pleine convalescence.

« Le 28. Guérison complète. Trois jours de maladie dans un cas d'angine couenneuse grave, avec voix éteinte et toux croupale. »

∴

Peut-on souhaiter de plus remarquables effets d'une médication? C'est encore le lieu de remarquer la facilité avec laquelle se produit le vomissement. C'est en quelque sorte d'une façon toute naturelle et sans efforts, en un mot, comme par de simples mouvements de régurgitation, que le petit malade a expulsé les fausses membranes.

Il y a bien loin de semblables effets à ceux qui sont le produit des vomitifs ordinaires.

∴

Dans le département de l'Allier, à Commentry-les-Mines, à Montluçon et environs, plusieurs cas graves d'angines couenneuses malignes, de croups ont été guéris par l'emploi seul de la *bière joubarbée*.

L'honorable Dr Ruelle m'a adressé une lettre pleine d'intérêt; je la cite, vu son importance.

Commentry-les-Mines, 3 avril 1886.

« J'ai employé pour la première fois la *bière joubarbée* chez un enfant de 5 ans, atteint de croup depuis quatre jours; les différentes médications données à l'enfant: vomitifs, chlorate de potasse, quinquina, etc., n'avaient produit aucun effet.

« Deux confrères, qui le virent, comme moi, le quatrième jour, le condamnèrent sans hésitation. Le petit malade était trop affaibli pour que l'on puisse songer à la trachéotomie.

« Je me décidai alors à employer la *bière joubarbée*, ce nouveau médicament que je ne connaissais pas et qui ne m'inspirait, je dois vous l'avouer, aucune confiance sérieuse.

« L'enfant commença à prendre la *bière* le soir du quatrième jour, par verres à bordeaux, toutes les quinze minutes.

« Le lendemain matin, je n'osai me rendre chez le petit malade, persuadé que la terrible maladie avait achevé son œuvre.

« Quelle ne fut donc pas ma surprise, lorsqu'un voisin, à qui je m'adressai d'abord, me dit que l'enfant allait mieux.

« Je le trouvai, en effet, lui que j'avais laissé, la veille au soir, à l'agonie, *assis sur son lit* et *s'amusant avec ses jouets.* Il avait pris, pendant la nuit et régulièrement, la première bouteille (1 litre).

« La voix était encore enrouée ; je conseillai aux parents l'administration d'un deuxième litre, ce qui fut fait avec quelques difficultés de la part de l'enfant, mais, cette seconde bouteille entièrement absorbée assura la guérison d'une manière merveilleuse.

« Peu de jours après, je fus appelé près d'un enfant de 4 ans, dans les mêmes conditions.

« La maladie s'aggravait, malgré le cubèbe qui avait été donné. Le résultat fut aussi heureux que la première fois, après la seconde bouteille.

« J'eus aussi l'occasion de voir, avec un praticien de Montluçon, l'enfant de l'un de nos confrères des environs, âgé de 3 ans 1/2, et atteint du croup.

« Nous lui donnâmes de la *bière joubarbée* ; après avoir

pris un premier litre, l'amélioration fut si grande qu'on le considérait comme guéri.

« Par précaution, on lui donna une seconde bouteille que l'enfant prit en deux ou trois jours, et la guérison fut aussi assurée cette fois.

« Voilà, cher confrère, les trois faits que j'ai observés moi-même, depuis deux mois.

« Mais, je sais que trois praticiens de Commentry ont employé, avec succès, votre bière dans plusieurs cas.

« Je ne manquerai pas de m'en servir de nouveau, quand l'occasion se présentera, et elle se présente souvent, malheureusement, à Commentry.

« Pour moi, ma conviction est faite : la *bière joubarbée* est, sinon le spécifique du croup, du moins ce qui a été préconisé de mieux contre cette affection.

« Je l'emploierai toujours avec une foi vive et sincère. Je m'étonne que ce précieux médicament ne soit pas connu davantage de nos confrères, et que son emploi ne soit plus généralisé. Je ferai tout mon possible pour vulgariser, dans ma région, cette découverte.

« Je ne manquerai pas de vous faire parvenir mes nouvelles observations, qui seront, j'en suis sûr, des succès. »

∴

En Belgique, à Malines, la *bière joubarbée* a été souvent employée.

Je regrette de n'avoir pas, devers moi, des observations de faits cliniques à mentionner ; mais, je puis affirmer que, dans cette ville, en particulier, de nombreux succès ont été obtenus.

∴

Voici la lettre que m'a communiquée l'honorable Dr Levavasseur d'Orbec (Calvados), le 12 février 1887 :

« J'ai déjà employé la *bière joubarbée* trois fois.

« D'abord, pour un jeune garçon de 10 ans.

« Diphtérie très grave avec tendances fréquentes à gagner le larynx.

« D'abord traitée par le toucher au jus de citron, potion à l'extrait éthéré de cubèbe, gargarisme chloraté et boraté, sans autre résultat qu'une aggravation continuelle du mal.

« Une première bouteille (litre) de votre *bière* détermina des vomissements exclusivement ou à peu près composés de fausses membranes et suivis d'une amélioration notable.

« Malheureusement, n'ayant à ma disposition que cette seule bouteille, le traitement ne put être continué, et l'aggravation revint progressive.

« Sitôt en possession d'une seconde bouteille, j'obtins encore, grâce à elle, des vomissements de fausses membranes et amélioration, moins prononcée cependant.

« Mais, cette seconde bouteille finie, j'eus encore une dernière aggravation du mal, qui se généralisa dans le larynx et les bronches, et la mort survint peu de temps après l'arrivée d'une troisième bouteille.

« Ma seconde malade, jeune femme de 24 ans, est atteinte de diphtérie grave, après une couche récente et après avoir eu le chagrin de perdre son premier enfant. J'employai le jus de citron, l'extrait de cubèbe, sans résultat, ainsi que le gargarisme chloraté et boraté.

« Alors je fis prendre successivement trois litres de *bière joubarbée* et ma malade, dont le pouls s'était maintenu quatre jours successifs au-dessus de 120 pulsations, a marché dès lors graduellement vers la guérison, après quelques vomissements de fausses membranes.

« Claire X..., ma domestique âgée de 26 ans, est prise d'une diphtérie fort grave et j'étais très inquiet. Elle a pris trois litres de *bière joubarbée* et sa situation a toujours été s'améliorant.

« Je n'ai obtenu que peu de vomissements ; mais les fausses membranes se détachaient facilement, ce qui est le fait évident de la bière.

« En un mot, je trouve la *médication joubarbée* beaucoup plus active que l'ancien traitement. »

Réflexions. — Qu'il me soit permis de faire remarquer ici que l'insuccès signalé par M. le docteur Levavasseur, est dû tout simplement à ce que le premier litre de *bière joubarbée* était épuisé au moment où l'amélioration se manifestait sensiblement, le temps d'interruption provisoire du traitement a permis aux fausses membranes de répulluler et de s'étendre.

Si l'emploi de la *bière joubarbée* avait été continué sans interruption, l'extinction diphtérique n'aurait manqué d'avoir lieu, comme toujours, M. le docteur Levavasseur aurait, sans nul doute, compté trois succès au lieu de deux, sur ses trois malades.

∴

En terminant, je veux relater ici une de mes dernières observations si remarquable et si probante en faveur de l'action curative de la *bière joubarbée*.

A 11 heures du matin, le 10 novembre 1889, je fus appelé en toute hâte pour donner mes soins à l'enfant X... âgé de 7 ans 1/2 et déclaré à toute extrémité.

Voici l'histoire du malheureux enfant.

La maladie date de cinq jours. Au début, plaques blanches sur les tonsilles, toux croupale, voix enrouée; respiration haletante; accès de suffocation, pouls fréquent à 110 pulsations.

Médication :

Sirop d'ipéca : usage du jus de citron, de l'acide borique, de l'acide salicylique pour toucher les pseudo-membranes.

Potion Tood dans le but de relever les forces en grande baisse.

Quelques lambeaux sont enlevés : de suite, amélioration dans la voix et dans la toux ; mais en quelques heures, répullulations pseudo-membraneuses et retour des accidents croupaux.

Alternatives pendant cinq jours, de mieux et de pis.

Enfin, le 10, la situation s'aggrave très sensiblement dans la matinée.

Voix éteinte, croupale très caractérisée ; diminution très sensible du murmure vésiculaire tout le long du thorax; un tirage très prononcé remplace la respiration plus ou moins haletante; aspect anxieux de la face; peau plombée; pouls petit à 120 pulsations.

Le confrère médecin de la famille reconnaît et accuse ces graves symptômes.

Nouveau traitement : à midi, l'enfant abandonne ses précédentes et insuffisantes médications qui sont remplacées par l'emploi seul de la *bière joubarbée*, à prendre par verres à Bordeaux, un, de quinze en quinze minutes, la prescription est suivie très exactement.

A 4 heures du soir, soit après quatre heures de la médication *joubarbée*, très grande amélioration constatée par mon honorable confrère. Peau rosée, chaude, peau des mains halitueuse; pouls à 80 pulsations. La voix n'est plus éteinte, mais elle est claire et nette, facile et compréhensible; disparition de la toux croupale, retour normal du murmure vésiculaire; plus de tirage, mais retour d'une respiration libre, régulière, lente, très profonde, très normale.

Pendant ces quatre heures, les régurgitations ont été faciles et chargées de nombreux détritus membraneux.

L'enfant a néanmoins bu plus qu'il n'a régurgité; il est bien somnolent sous l'influence alcoolique de la *bière joubarbée*, mais le réveil et la parole se manifestent aisément au premier appel.

A 4 heures, il avait avalé seulement les 4/5e du litre, dans la soirée, il acheva de boire le 5e restant.

Le lendemain, la guérison était si bien confirmée, que le 12 il était question de l'emmener à la campagne, afin de hâter la convalescence.

*
* *

En résumé, trente-sept années d'expérience et de succès constants obtenus par moi dans les nombreux cas d'angine couenneuse et de croup que j'ai eus à traiter, ainsi que plusieurs de mes honorables confrères, me font un devoir de présenter à l'attention du corps médical la préparation dite *bière joubarbée* comme le véritable anti-diphtérique.

Chaque année, cette cruelle maladie moissonne un très grand nombre de malades, sans compter ceux d'entre nous, médecins ou internes, qui, trop souvent, succombent victimes du devoir professionnel.

Contre ce fléau, la thérapeutique actuelle se trouve

désarmée, la preuve en est dans le grand nombre de moyens préconisés.

Je prie donc mes chers confrères de vouloir bien employer, le cas échéant, la *bière joubarbée* que ma longue expérience me donne le droit de regarder comme le véritable anti-diphtérique.

De plus, dans les très nombreux cas de diphtérie que j'ai soignés, je n'ai jamais eu à combattre la paralysie consécutive dont j'ai vu de si douloureux exemples. C'est donc encore une affirmation de l'efficacité et de l'activité du traitement par la *bière joubarbée* qui ne laisse pas le temps au poison diphtérique d'infecter l'économie.

Aucun inconvénient à faire usage de cette préparation, puisque je suis arrivé à la doser de manière à la rendre indemne de toute mauvaise influence.

Pour les renseignements dont mes confrères pourraient avoir besoin, je serai toujours heureux de me mettre en rapport avec eux et leur serai très reconnaissant des observations qu'ils voudront bien me communiquer.

Dr L. DUVAL
20, rue Jacob, Paris.

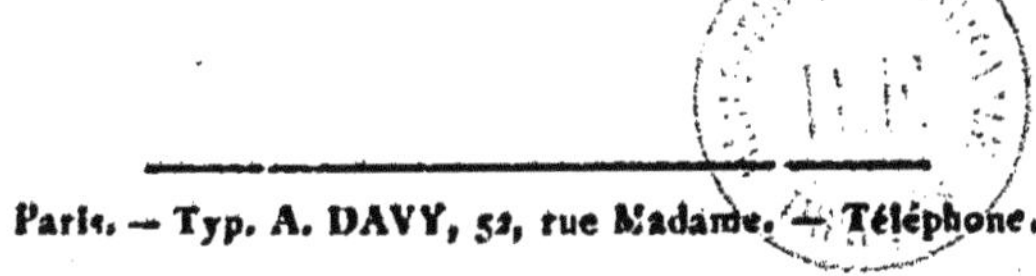

Paris. — Typ. A. DAVY, 52, rue Madame. — Téléphone.

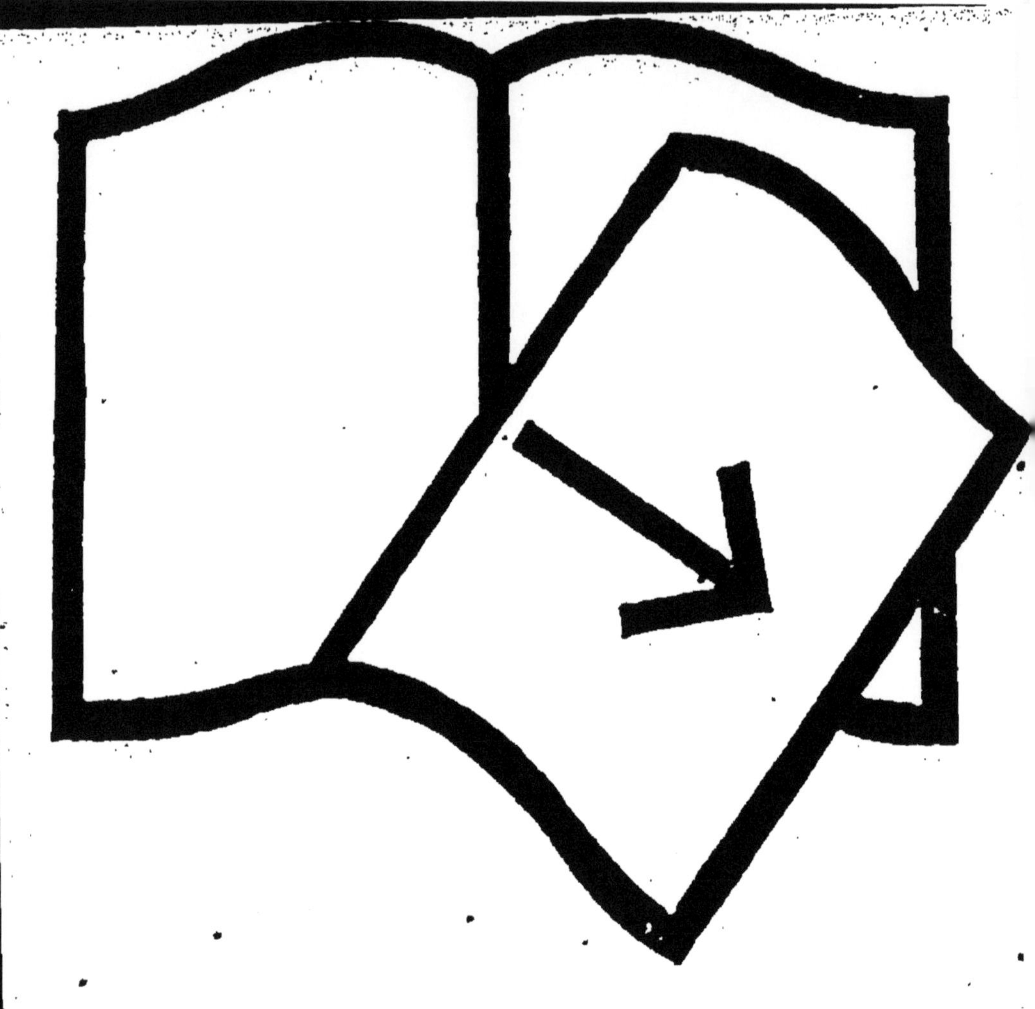

Documents manquants (pages, cahiers...)

NF Z 43-120-13

www.ingramcontent.com/pod-product-compliance
Ingram Content Group UK Ltd.
Pitfield, Milton Keynes, MK11 3LW, UK
UKHW020444230726
13925UKWH00004B/1805

9 782013 540681